LA SANTÉ

DE

…IER BOULANGER

…IT LIVRET D'HYGIÈNE

PAR

…E Dr A. CORLIEU

…de l'Académie de médecine,
…d'hygiène à l'Association polytechnique,
…ères de la Légion d'honneur et de Charles III,
…édecin de la Société Saint-Honoré.

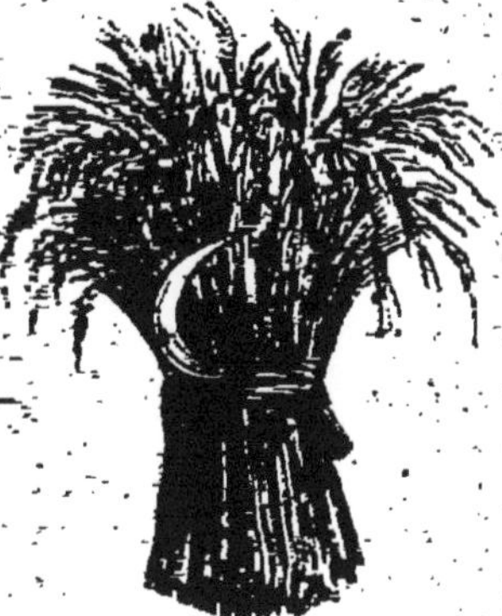

PARIS

…AIRIE CH. DELAGRAVE

…, RUE DES ÉCOLES, 58

…siége de la Société Saint-Honoré

4, PLACE DE VALOIS, 4.

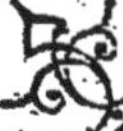

HYGIÈNE PROFESSIONNELLE

LA SANTÉ DE L'OUVRIER BOULANGER

PETIT LIVRET D'HYGIÈNE

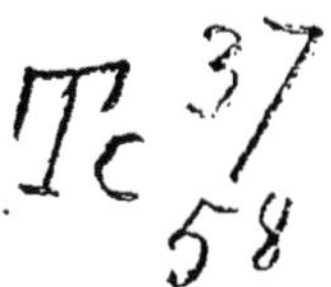

Tout exemplaire non revêtu de la griffe de l'Editeur sera réputé contrefait.

Sceaux (Seine). — Imprimerie M. et P.-E. Charaire.

LA SANTÉ

DE

L'OUVRIER BOULANGER

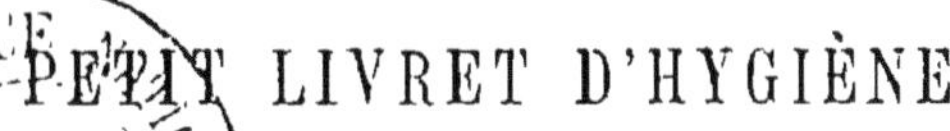

PETIT LIVRET D'HYGIÈNE

PAR

LE Dr A. CORLIEU

Lauréat de l'Académie de médecine,
Professeur d'hygiène à l'Association polytechnique,
Chevalier des Ordres de la Légion d'honneur et de Charles III,
Médecin de la Société Saint-Honoré.

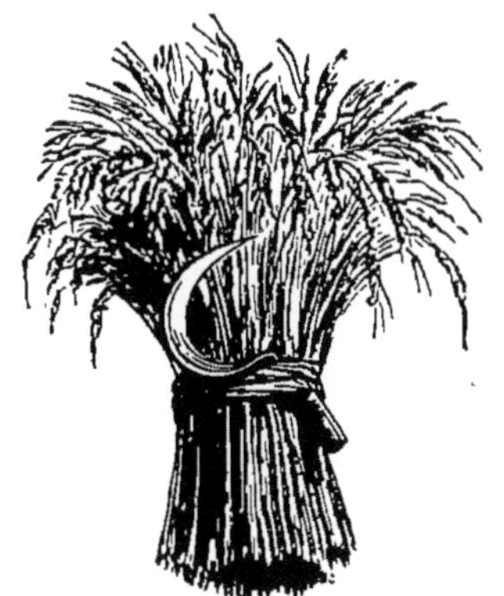

PARIS

LIBRAIRIE CH. DELAGRAVE

58, RUE DES ÉCOLES, 58

Et au siége de la Société Saint-Honoré

4, PLACE DE VALOIS, 4.

AUX OUVRIERS BOULANGERS

Ce petit livret n'est point un manuel de médecine.

L'ouvrier boulanger ne serait pas plus médecin avec ce livret que je ne serais boulanger avec de la farine, de l'eau et un four.

Mais, au temps où nous vivons, il est bon que chacun ait des notions pratiques sur toutes les choses usuelles, et qu'y a-t-il de plus nécessaire que la santé ?

Depuis 1866, les ouvriers boulangers de Paris se sont réunis en corporation, et leur réunion a pris le nom de *Société Saint-Honoré.*

Malgré des vicissitudes diverses, malgré des temps désastreux, la Société Saint-Honoré vit d'une existence assurée, et n'a pas cessé, depuis huit ans, de donner des secours et des soins à ses membres malades.

Chargé de la centralisation du service médical de la Société depuis sa fondation, j'ai pu réunir tous les bulletins de santé, toutes les feuilles de maladie, et c'est l'accumulation de ces feuilles qui m'a fait connaître les maladies auxquelles les ouvriers boulangers sont le plus exposés.

Les maladies des poumons tiennent la première place : parmi elles, ce sont surtout les bronchites ou rhumes, les pneumonies ou fluxions de poitrine et la phthisie pulmonaire qui viennent les premières. Ainsi les médecins de la Société ont soigné

515 bronchites aiguës, 106 bronchites chroniques, 167 fluxions de poitrine ou pneumonies, 76 phthisies, 68 pleurésies.

Viennent ensuite les maladies des organes digestifs, les embarras gastriques, les gastralgies.

Les rhumatismes sont une des maladies qui affectent le plus les ouvriers boulangers : les médecins ont donné des soins à près de 200 rhumatisants.

Les abcès, les phlegmons (212), les panaris (93), les maux d'yeux (76), les maladies de peau (71), les angines, les laryngites s'observent fréquemment chez les boulangers.

J'ai cru utile pour les membres de la Société Saint-Honoré de rédiger ce petit livret, qui leur donnera quelques notions de physiologie et d'hygiène, avec quelques conseils sur leurs maladies. Il y a longtemps que j'en avais formé le projet, et c'est au Président actuel de la Société, M. Faré, directeur général des Forêts, qu'en est due l'exécution.

Dr A. CORLIEU.

CHAPITRE PREMIER

RESPIRATION

La respiration est une fonction par laquelle on introduit dans les poumons une certaine quantité d'air atmosphérique.

L'air atmosphérique est composé d'azote, d'oxygène, d'acide carbonique et de vapeur d'eau.

La respiration a pour objet :

1° D'introduire dans les poumons l'oxygène de l'air qui excite et nourrit toutes les parties vivantes;

2° D'entretenir et d'engendrer la chaleur;

3° D'empêcher l'accumulation de l'acide carbonique qui est nuisible à l'entretien de la vie.

Poumons. — Les poumons sont deux organes qui remplissent presque la totalité de la poitrine, vaste cavité osseuse, sorte de cage, séparée de l'abdomen par un muscle qu'on appelle le *diaphragme*.

Le poumon droit est un peu plus volumineux que le gauche, car le cœur occupe une partie de ce dernier. Pour que les poumons ne soient point blessés dans leurs mouvements, et pour qu'ils puissent se dilater plus librement, ils sont enveloppés par une sorte de peau ou membrane très-mince qui constitue un double feuillet et qu'on appelle la *plèvre*. Cette plèvre sépare les poumons des côtes, et les deux feuillets qui la composent peuvent facilement glisser l'un sur l'autre, grâce à du liquide très-peu abon-

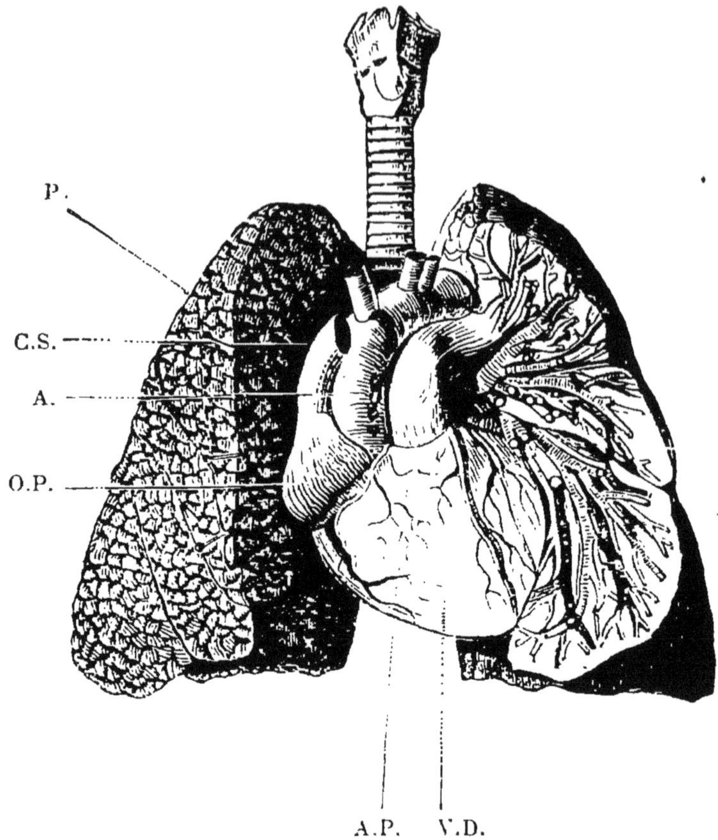

Fig. 1. — Poumons et cœur. — Le poumon droit est intact ; mais le poumon gauche est en partie coupé, de manière à faire voir comment les vaisseaux sanguins et aériens se comportent et s'enchevêtrent. — P, poumon droit. — C.S. veine cave supérieure. — A. aorte. — V.D. ventricule droit. — A.P. artère pulmonaire. — O.D. oreillette droite.

dant qui ne fait qu'humecter les parois de ces membranes.

La trop grande accumulation de ce liquide, qu'on appelle *sérosité*, entre les deux feuillets de la plèvre, constitue la maladie nommée *pleurésie*. Si ce liquide est très-abondant, il refoule ainsi le poumon, qui diminue de volume, ne peut plus se dilater librement, fonctionne mal, ce qui amène une gène de respiration qu'on appelle le *vent court* et une douleur de côté; et si la maladie augmente, si l'on ne peut ob-

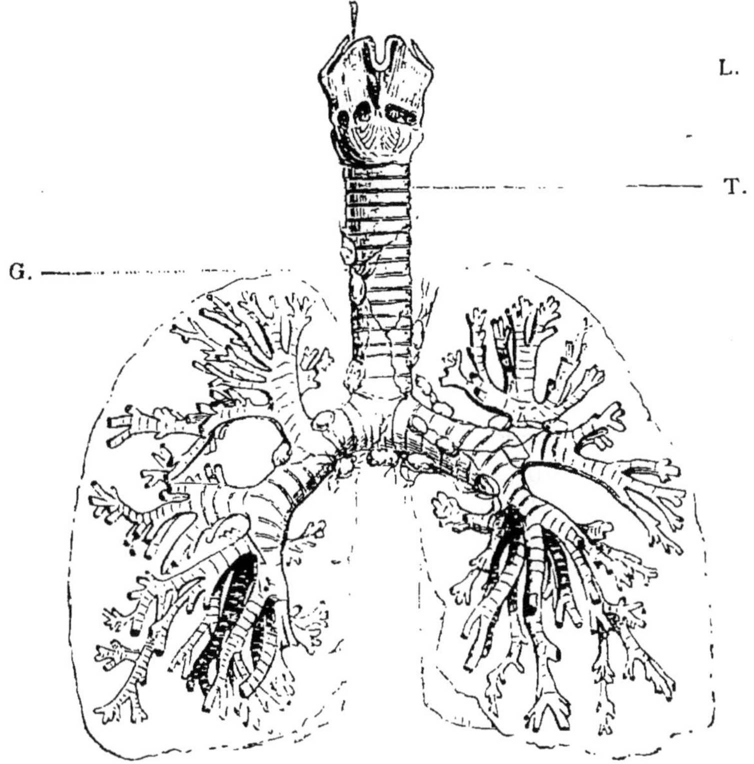

Fig. 2. — Distribution des bronches dans les poumons. — L. larynx. — T. trachée. — G. ganglions lymphatiques.

tenir la sortie ou la résorption de ce liquide, le malade peut mourir asphyxié.

Les poumons, (*fig.* 1 *et* 2) communiquent avec l'air extérieur à l'aide d'un tube, la *trachée-artère* T, qui monte le long de la partie antérieure du cou et vient s'ouvrir par le *larynx* L au fond de la bouche.

Ce conduit, par lequel passe l'air, est formé par

une série de petits anneaux cartilagineux, tapissés intérieurement par une peau très-mince qu'on appelle *muqueuse* et qui peut s'enflammer et devenir le siége de maladies diverses, dont les plus fréquentes sont la *trachéite*, la *laryngite*, maladies communes chez les boulangers, et caractérisées principalement par la voix rauque, une grosse toux et une gêne à la partie supérieure du cou.

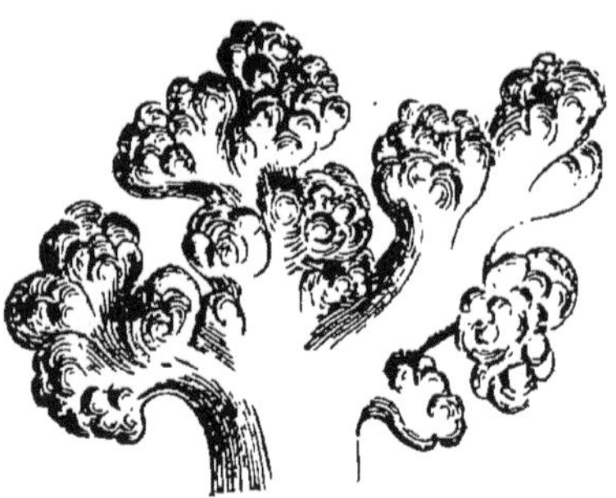

Fig. 3. — Vésicules pulmonaires grossies.

A sa partie inférieure, la trachée se divise en deux branches, qu'on appelle *bronches*, qui à leur tour se divisent et se subdivisent à l'infini, comme les racines d'un arbre, et se terminent par de petites cavités appelées *vésicules ou cellules pulmonaires* (*fig.* 3.)

Les parois de ces petites cavités sont formées par une peau très-mince et sont parcourues par une multitude de vaisseaux extrêmement fins, qu'on ne voit bien qu'avec un microscope et où le sang se trouve exposé à l'action de l'air sans pouvoir être extravasé. C'est là qu'a lieu l'échange entre l'oxygène de l'air et l'acide carbonique du sang.

On peut encore se faire une idée des poumons en les comparant à une éponge. La partie dure de l'éponge constituerait le tissu pulmonaire lui-même, et les cavités, qui toutes communiquent ensemble, représenteraient les bronches et les cellules pulmonaires. Puis, si l'on enfermait cette éponge dans un double sac de taffetas gommé, ce sac représenterait la plèvre.

Les poumons renferment donc une très-grande quantité de sang. Quand a lieu un brusque refroidissement de température, la peau est péniblement impressionnée, elle est saisie par le froid, et le sang, chassé de l'extérieur, afflue à l'intérieur dans les poumons, qui deviennent congestionnés. Il se fait en même temps une gêne dans la circulation des petits vaisseaux, et c'est ainsi que se produit et se développe la maladie appelée *pneumonie* ou *fluxion de poitrine*, l'une des maladies les plus fréquentes chez les boulangers. Si nous voulons reprendre la comparaison des poumons avec l'éponge, la pneumonie serait l'inflammation du tissu même de l'éponge, qu'on appelle le tissu ou la trame du poumon.

Le tissu pulmonaire peut s'altérer d'une autre façon. Il se forme dans les poumons, et surtout à la partie supérieure, de petits noyaux, de petites indurations qui, au début grosses comme des grains de millet, peuvent se fondre et amener ainsi des ulcérations, de petites cavernes qui détruisent une partie de ce tissu. Si ces petites ulcérations attaquent des parties où existent des vaisseaux sanguins, elles donnent lieu à des crachats contenant des filets de sang. C'est cette altération qui constitue la *phthisie pulmonaire*, la *tuberculisation pulmonaire*, maladie très-fréquente dans certains corps d'état et surtout chez les boulangers, exposés à toutes les vicissitudes de la température.

Les *crachements de sang* ou *hémoptysies* sont un des signes de la phthisie pulmonaire quand ils viennent des bronches; mais ils peuvent aussi venir du larynx, de la gorge, sans que les poumons soient affectés.

Mécanisme de la respiration. — La respiration se décompose en deux temps, à peu près réguliers : l'un qu'on appelle *inspiration*, dans lequel on fait entrer l'air dans les poumons; l'autre qu'on appelle *expiration* et dans lequel l'air est expulsé des poumons.

Ces mouvements alternatifs d'inspiration et d'expiration se reproduisent en moyenne 16 fois chaque minute. Si l'on calcule la capacité des poumons et la quantité d'air qui y pénètre à chaque inspiration, on trouve que, dans l'espace de 24 heures, il passe en moyenne dans les poumons 12 000 litres d'air ou 12 mètres cubes. Cette quantité cependant varie selon diverses circonstances.

Dans chaque mouvement d'inspiration (*fig.*4), les côtes se soulèvent pour dilater la poitrine, et ce soulève-

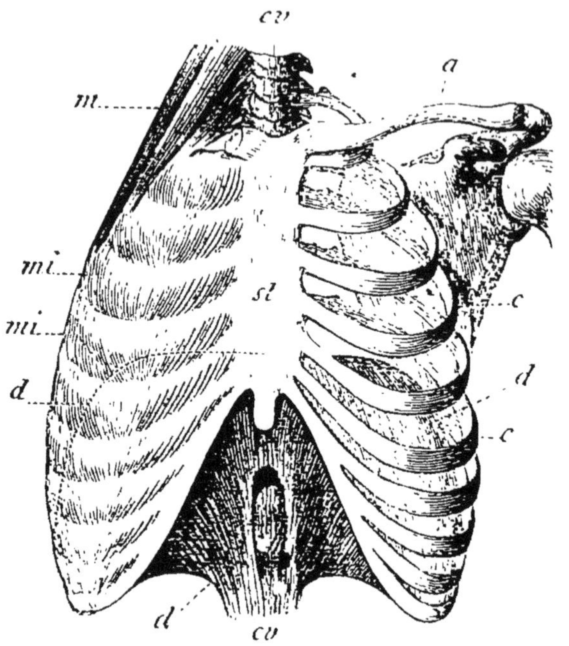

Fig. 4. — *c.v.* colonne vertébrale. — *a.* clavicule. — *c.c.* côtes. — *s.t.* sternum. — *m.* muscles des côtes supérieures. — *m.i.* muscles intercostaux. — *d.* diaphragme.

ment se fait par la contraction de petits muscles transversaux (*m.i.*) qui vont d'une côte à l'autre. Ces petits muscles peuvent être affectés de rhumatismes ou de douleurs qui donnent aussi lieu aux *points de côté* ou à la maladie appelée *pleurodynie.*

Ces petits muscles sont aussi parcourus par des filets nerveux, et l'influence du froid peut amener des douleurs dans ces nerfs ou une *névralgie intercostale.*

Air pur, air vicié. — Puisque c'est par l'air qu'on introduit dans les poumons à chaque inspiration que le sang est ou épuré ou vivifié, il importe donc d'y introduire un air pur [1].

C'est la composition normale de l'air que nous respirons.

Mais cet air peut être vicié dans sa composition et il en résulte des maladies plus ou moins graves.

L'air peut être altéré :

1° *Par des gaz dangereux*, — comme l'*hydrogène phosphoré* qui se dégage au voisinage des cimetières et produit des feux follets ; — comme l'*hydrogène sulfuré* qui se dégage des fosses d'aisances ; — comme l'*ammoniaque* qui se dégage des égouts, des réservoirs d'urines, etc.

2° *Par des poussières*, soit *minérales*, comme celles de plomb, de cuivre, d'arsenic, etc., ou bien de grès, de silice, de charbon ; — soit *animales*, comme la soie, la laine, le crin, les plumes, etc. ; — soit *végétales*, comme celles de farine, d'amidon, etc. Ces dernières peuvent donner lieu à des accès d'asthme ou d'emphysème pulmonaire, maladie assez fréquente chez les boulangers et caractérisée par une oppression considérable, avec menaces de suffocation, congestion de la face, toux sèche, écumeuse et pouvant durer quelques heures ou quelques jours, avec récidives plus ou moins fréquentes.

3° *Par des miasmes* ou émanations provenant des corps vivants.

4° *Par le défaut de proportion des éléments constitutifs :* la diminution d'oxygène, l'excès d'acide carbonique peuvent rendre l'air dangereux. Ainsi, dans nos habitations, les fleurs, les animaux sont dangereux dans une chambre où l'on couche.

Si l'on habite une chambre trop étroite, ou si l'on

1. L'air pur contient 21 volumes d'oxygène, et 79 d'azote sur 100, et en outre une très-minime quantité d'acide carbonique 0,0005, et un peu de vapeur d'eau.

reste quelque temps dans un appartement exigu où sont réunies beaucoup de personnes, l'air est promptement vicié. On éprouve du malaise, du mal de tête, des vertiges et quelquefois même des syncopes ou de l'asphyxie.

La combustion du bois, du charbon, de la braise, est une cause puissante de l'altération de l'air dans les habitations et surtout dans les fournils des boulangers. Tous les corps ne brûlent qu'à la condition de prendre à l'air cette partie qu'on nomme l'oxygène, qui se combine avec le carbone que contiennent tous les corps combustibles. Il en résulte donc une grande production d'acide carbonique, nuisible à la respiration. Le bois, pour brûler, a besoin d'un courant d'air assez rapide ; les gaz qui en résultent sont vite emportés dans les cheminées des fours. Aussi le bois est-il un combustible moins dangereux que la braise et si l'on est obligé de conserver la braise dans les fournils, on doit l'éteindre dans un endroit où l'on n'est pas exposé à son émanation.

La mauvaise installation des fournils est pour beaucoup de boulangers une source de maladies. Outre que ces fournils sont souvent petits, ils sont en général mal aérés ; ou bien l'air y est confiné, ou bien il existe des courants qui sont pour beaucoup d'ouvriers la cause de rhumes, de maladies de poitrine, de rhumatismes.

PRINCIPALES MALADIES DES ORGANES DE LA RESPIRATION.

Si nous voulons examiner par ordre de fréquence les maladies des organes respiratoires auxquelles sont exposés les ouvriers boulangers, nous pouvons les classer dans l'ordre suivant :

Bronchite ou rhume,
Pneumonie ou fluxion de poitrine,
Phthisie pulmonaire,
Pleurodynie ou point de côté,

Pleurésie,
Asthme et Emphysème pulmonaire,
Hémoptysie ou crachement de sang,
Congestion pulmonaire,
Asphyxie.

Bronchite ou rhume de poitrine. — Maladie occasionnée par l'impression du froid, par le passage brusque d'une température chaude à une température moins élevée, par l'insuffisance des vêtements en sortant d'un fournil très-chaud pour aller à l'air extérieur.

Légère, la bronchite est caractérisée par de la toux, sèche d'abord, plus tard humide, et par l'excrétion plus ou moins abondante de crachats. La fièvre est rare.

Intense, elle est précédée de frissons, accompagnée de fièvre, de courbature, de toux et d'oppression.

Elle varie de forme, selon les temps, les climats, les individus.

Elle peut être *inflammatoire*, avec fièvre forte, tête lourde, pouls dur, visage rouge ; — *bilieuse*, avec langue sale, bouche amère, pâteuse ; — *nerveuse*, avec suffocations.

La bronchite est *aiguë* ou bien *chronique*. Dans ce dernier cas, elle prend le nom de *catarrhe*.

Quoique peu grave en général, la bronchite réclame la présence du médecin, qui prescrira un traitement simple, ou anti-inflammatoire, ou anti-bilieux, ou anti-nerveux, selon les cas.

Il faut se méfier du *vin chaud*, pris au début pour *pourrir le rhume*, comme on le dit vulgairement. Le vin chaud réussit quelquefois, quand il faut ramener une transpiration arrêtée, chez un individu robuste ; mais il donne lieu à beaucoup d'accidents et constitue un moyen dangereux.

Pneumonie ou fluxion de poitrine. — Maladie occasionnée également par l'impression du froid, le corps étant en sueur.

La pneumonie est l'inflammation du tissu même du poumon. Ses signes principaux sont une douleur de côté, de la fièvre et des crachats rouges ou sanguinolents.

Phthisie pulmonaire. — Maladie redoutable, qui fait beaucoup de victimes parmi les ouvriers boulangers, et à laquelle beaucoup pourraient échapper en évitant les brusques changements de température, en portant de la flanelle, en se gardant des excès de boisson qui les usent avant le temps et épuisent leur constitution.

Pleurodynie ou point de côté. — Dès qu'un ouvrier boulanger a un point de côté, il est bon qu'il s'adresse de suite à son médecin. La fluxion de poitrine, la pleurésie débutent également par un point de côté. Le point de côté peut n'être qu'une simple douleur rhumatismale des muscles de la poitrine. Dans ce cas, il est moins grave.

Pleurésie. — Même cause que pour la pneumonie. La pleurésie est constituée par la présence du liquide séreux dans la plèvre. Ses signes principaux sont une douleur de côté pendant l'inspiration, une petite toux presque toujours sèche. Ce n'est qu'en appliquant son oreille sur les parois de la poitrine, et en la percutant, que le médecin pourra indiquer la maladie.

Asthme, Emphysème pulmonaire. — L'asthme est surtout caractérisé par la difficulté de respirer. Il peut dépendre d'une maladie du cœur ou d'une maladie des poumons. Chez les boulangers, les maladies du cœur sont rares ; l'asthme est presque toujours le résultat d'une maladie des poumons. C'est malheureusement une affection sujette à de fréquentes récidives.

Hémoptysie ou crachement de sang. — Le sang rendu par la bouche est variable en quantité. Il peut venir des poumons, ou de l'estomac, ou du larynx. Dans le premier cas, il est rouge, vermeil, et en général peu abondant ; dans le second, il est plus abondant, plus foncé en couleur. Dans le premier cas, il est rendu en toussant ; dans le second, il est rendu en vomissant.

Congestion pulmonaire. — Maladie caractérisée par la gêne de respiration, toux peu fréquente, crachats muqueux, blanchâtres, plus tard sanguinolents; il est nécessaire que le malade soit examiné par un médecin.

Asphyxie. — Elle est constituée par l'arrêt ou la suspension de la respiration. Ou bien l'air n'entre plus dans les poumons, comme chez les individus qui se pendent, se noient ou sont étranglés; ou bien l'air qui entre dans les poumons est impropre à la respiration.

Quand on se trouve en présence d'un individu asphyxié, il n'y a pas de temps à perdre, il faut lui donner de l'air, ouvrir les fenêtres, les portes, le débarrasser de ses vêtements, lui faire des frictions sèches et aromatiques sur tout le corps, lui verser de l'eau sur le visage.

Pendant qu'on donnera les premiers soins d'urgence, on fera immédiatement appeler le médecin.

HYGIÈNE DE LA RESPIRATION.

L'hygiène de la respiration est contenue dans tout ce qui précède.

Elle s'étend à l'air qu'on respire, qui doit être pur; — à la chambre qu'on habite, qui doit être assez spacieuse, éclairée, aérée et non exposée aux mauvaises émanations. L'ouvrier boulanger, qui dépense beaucoup de forces, qui passe sa nuit dans des fournils très-chauds où l'air n'a pas la fraîcheur qui fait tant de bien, a besoin, quand il rentre chez lui, de se trouver dans une chambre propre, saine, bien aérée; il ne se couchera pas dans un lit entouré de rideaux, qui le priveraient d'air; il n'aura pas d'animaux, pas de fleurs dans sa chambre. Il fuira l'humidité comme l'un de ses plus grands ennemis.

L'hygiène de la respiration s'étend aussi aux organes où s'opère cette fonction.

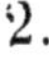

L'ouvrier boulanger est tout bras et tout poumons. S'il pétrit la pâte, il est exposé à absorber de la farine; s'il met la pâte au four, il respire un air sec, chaud, brûlant. Aussi, quand il quitte sa rude besogne de nuit, a-t-il besoin d'introduire dans ses poumons l'air frais et pur qui les vivifie et doit-il éviter d'aller s'enfermer dans des lieux publics où l'air fait défaut, où l'odeur du tabac vicie celui qu'il doit respirer.

Il évitera l'impression subite du froid, qui amène les rhumes, les fluxions de poitrine, les pleurésies, toutes maladies auxquelles il paie un large tribut et auxquelles beaucoup de ses camarades succombent.

L'usage fréquent et presque continuel d'une pipe chargée d'ouate goudronnée, ou bien de cigarettes de goudron; l'habitude du gilet de flanelle qu'on reprend en quittant le fournil le matin, des vêtements chauds en toute saison quand on quitte le travail pour regagner son domicile; l'abstention complète de toute boisson glacée quand le corps est en sueur; telles sont les principales règles hygièniques relatives aux organes de la respiration.

Si les changements brusque de température, si le passage du chaud au froid donnent lieu à beaucoup de maladies chez les boulangers, au nombre desquelles sont les rhumes, les fluxions de poitrine, les maux de gorge, les rhumatismes, etc., il faut, lorsqu'ils se sentent pris de refroidissement, qu'ils cherchent à rappeler la chaleur et la transpiration. Ils se mettront au lit, boiront quelques tasses chaudes de tisane de bourrache, de fleurs de sureau, de tilleul ou de thé léger; ils se couvriront de vêtements ou de couvertures de laine, feront mettre dans leur lit des briques chaudes ou des bouteilles de grès remplies d'eau chaude et ils ne se lèveront que lorsque la sueur aura paru, ce qui ne tardera guère.

CHAPITRE II

DE LA CIRCULATION

La circulation du sang est la fonction par laquelle le sang, partant d'un organe central qui est le cœur, parcourt toutes les parties du corps, en coulant dans des canaux ou tubes, et revient ensuite à son point de départ. C'est ce qui lui a fait donner son nom de *circulation*.

Comme le sang contient en dissolution tous les matériaux nutritifs qui doivent réparer et entretenir nos organes, il distribue ces matériaux dans son parcours, et quand il a ainsi distribué tout ce qui doit refaire la substance du corps humain et qu'il a perdu toutes ses propriétés nutritives, il retourne a son point de départ pour y reprendre les propriétés vivifiantes qu'il a perdues.

Sang. — Le sang est un liquide un peu plus lourd que l'eau et dont la couleur varie du rouge foncé au rouge écarlate.

Lorsque le sang est sorti des canaux dans lesquels il coule, comme à la suite d'une saignée, on le voit peu à peu se séparer en deux parties : l'une se durcit, se coagule, se prend en *caillot* ; l'autre reste liquide, a une couleur jaune rougeâtre, et prend le nom de *sérum*. C'est dans le caillot que sont contenus les globules sanguins qui constituent la richesse du sang.

Le sang ne parcourt pas le corps librement : il est renfermé dans des canaux ou tubes de dimensions différentes, devenant de plus en plus petits et arrivant à n'être plus visibles qu'à l'aide d'un microscope.

C'est ainsi que le sang est répandu dans tout le corps, et toutes les fois qu'on se coupe et qu'il sort du sang, c'est qu'on a coupé les petits tubes dans lesquels il coule.

Artères, veines. — Le sang n'est pas le même dans tous les canaux, qui sont divisés en deux ordres : les uns, qu'on appelle *artères*, partent du cœur, s'étendent et se ramifient partout et contiennent un sang rouge vif; les autres, qu'on appelle *veines*, semblent être la continuation des premiers et retournent au cœur : le sang qu'ils contiennent est foncé, noirâtre.

Le premier s'appelle *sang artériel;* le second, *sang veineux*.

Entre ces deux espèces de sang, la différence est très-grande. Le sang artériel doit sa coloration à un gaz qu'il contient (l'*oxygène*); c'est le sang artériel qui contribue à l'entretien de la vie.

Le sang veineux contient peu d'oxygène, mais il contient une quantité plus considérable d'un autre gaz, qui est l'*acide carbonique*. Le sang veineux n'est pas capable d'entretenir la vie; il ne peut retrouver cette propriété vivifiante qu'en subissant, par son retour aux poumons, une sorte de régénération produite par le contact de l'air, régénération qui se fait par la perte de l'acide carbonique, qui est remplacé par le gaz oxygène.

Cœur. — Le point central d'où part le sang et où il revient est un gros organe musculaire, placé dans la poitrine, entre les deux poumons, incliné de droite à gauche et d'arrière en avant. Il a la forme d'un cône renversé et le volume du poing. Il est divisé en quatre cavités, deux à droite et deux à gauche (*fig.* 5). Les deux cavités supérieures sont appelées *oreillettes* (*o*, *d*, — *o*, *g*); les deux cavités inférieures (*v*, *d*— *v*, *g*) sont appelées *ventricules* Le cœur se contracte et se dilate alternativement; c'est ce qu'on nomme les battements du cœur.

Prenons le sang veineux à son arrivée dans l'oreillette droite (*o*, *d*) par les deux veines caves supérieure et inférieure (*c*, *s* — *c*, *i*) : quand cette oreillette se contracte, le sang, par un mécanisme particulier, ne peut plus rentrer dans ces veines et passe dans le ventricule droit (*v*, *d*); quand ce ventricule se contracte, le sang, par le même mécanisme, ne peut remonter dans l'oreillette; il s'élance alors dans un tuyau volumineux (A, P) qui est l'artère pulmonaire et est ainsi conduit dans les poumons. C'est là, comme nous l'avons vu, qu'il se modifie, et quand il a repris des propriétés nouvelles et s'est pour ainsi dire rajeuni, il revient au cœur par les veines pulmonaires (*V*, *P*), arrive dans l'oreillette gauche (*o*, *g*) qui se contracte et le lance dans le ventricule gauche (*v*, *g*) : ce ventricule se contracte à son tour; le sang ne peut refluer dans l'oreille gauche à cause de soupapes qui l'en empêchent, et alors il est lancé dans un gros tuyau qu'on appelle aorte (A) et est ainsi envoyé dans tout le corps, parce que c'est de l'aorte que partent toutes

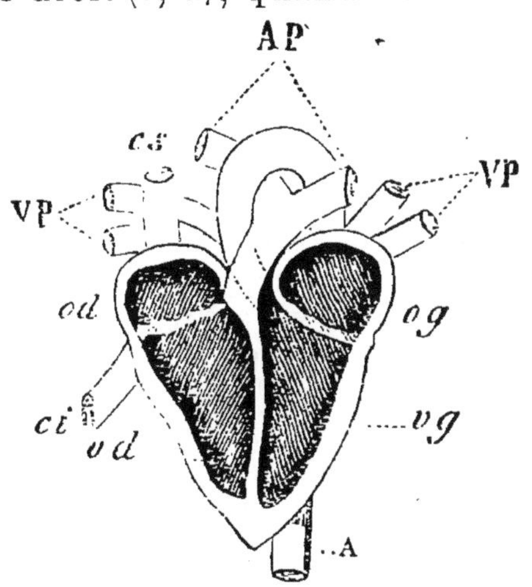

Fig. 5. — A.P. artère pulmonaire. — V.P. veines pulmonaires. — *c.s.* veine cave supérieure. — *c.i.* veine cave inférieure. — *o.d.* oreillette droite. — *o.g.* oreillette gauche. — *v.d.* ventricule droit. — *v.g.* ventricule gauche. — A. aorte.

les artères qui se subdivisent à l'infini dans tout le corps humain.

MALADIES DU CŒUR ET DES VAISSEAUX HYGIÈNE.

Le cœur est quelquefois malade; les ouvertures par lesquelles passe le sang peuvent être altérées, ou trop grandes, ou trop petites. Cela s'observe souvent dans les rhumatismes aigus ou à la suite de cette affection. Bien que les rhumatismes soient fréquents chez les boulangers, les maladies du cœur sont relativement peu nombreuses.

Quelquefois, sous l'influence de certaines causes, le cœur cesse de battre momentanément; toutes les fonctions vitales s'arrêtent. Cet état constitue la *syncope*, dont la prolongation ne peut être de longue durée. — Il faut immédiatement coucher le malade, la tête peu élevée, pour que le sang revienne au cœur, jeter de l'eau froide au visage, faire respirer du vinaigre ou des sels aromatiques, des odeurs fortes, de l'eau sédative, de l'eau de vie camphrée, de l'ammoniaque.

Les saignements de nez ou épistaxis sont assez fréquents chez les boulangers. Cela se conçoit, car ils travaillent la tête penchée sur le pétrin, ou ils sont exposés à une température élevée, deux conditions qui portent le sang à la tête et provoquent les saignements de nez. — Quand le saignement de nez n'est pas considérable, il suffit souvent de jeter de l'eau fraîche ou de l'eau vinaigrée sur le front, ou bien d'en respirer : on élèvera les bras et on les laissera quelque temps dans cette position; on prendra un bain de pieds additionné de farine de moutarde, ou de sel de cuisine, ou de cendres chaudes; on appliquera un sinapisme entre les deux épaules. Si le saignement de nez continue, il faudra faire appeler le médecin, qui pourra tamponner les narines ou prescrire un traitement plus énergique.

Les *varices* constituent l'une des infirmités les plus communes chez les ouvriers boulangers. Plus de 200 membres de la Société Saint-Honoré ont été reconnus, à la visite d'admission, porteurs de varices. Les varices consistent dans la dilatation plus ou moins considérable des veines des jambes, qui forment des saillies noueuses, bleuâtres, élastiques, avec coloration normale, rougeâtre ou bleuâtre de la peau qui les recouvre. A un degré plus avancé, il se forme des adhérences, un engorgement de la jambe avec enflure plus considérable après la fatigue; puis la jambe est lourde, douloureuse; la peau s'ulcère, la veine se déchire, et il en résulte une plaie (*ulcère variqueux*) d'une durée très-longue et parfois des hémorragies.

Il est difficile, presque toujours impossible de guérir les varices graves, surtout chez des individus qui exercent des professions fatigantes; mais on peut les prévenir ou les modérer. Il ne faudrait pas que les ouvriers boulangers travaillassent nu-jambes; il faudrait, dès qu'ils s'aperçoivent que les veines des jambes sont un peu volumineuses, qu'ils eussent soin de porter des bas lacés, peu serrés, afin de maintenir un peu la jambe et d'empêcher le sang d'y arriver en abondance et surtout d'y séjourner. Des lotions alcooliques sur les jambes, l'usage d'une bande de toile, très-légèrement serrée, peuvent prévenir le développement des varices. Mais quand on a négligé ces précautions, quand les varices se sont ulcérées, elles constituent souvent une infirmité incurable.

CHAPITRE III

DIGESTION

La *digestion* est la fonction par laquelle certaines substances, appelées *aliments*, sont introduites dans notre estomac, soit immédiatement, soit après avoir subi certaines modifications ayant pour objet de les rendre susceptibles d'être absorbées.

L'appareil dans lequel se passe cette fonction est nommé *appareil digestif*. C'est un long tube qui commence à la bouche et finit à l'anus ; il se compose aussi d'organes auxiliaires qui sont les glandes sécrétant la salive (*fig.* 6.), le foie (*f*), la rate (*r*), le pancréas (*p*).

La bouche est pour ainsi dire le vestibule du canal digestif. Les aliments y sont mouillés, humectés par la salive, et déchirés, broyés par les dents. De là ils tombent dans l'estomac (*e*), où ils éprouvent une nouvelle modification en s'y trouvant en contact avec un liquide sécrété par les glandes de l'estomac et appelé *suc gastrique*. Quand ils ont séjourné pendant quelque temps dans l'estomac, ils franchissent l'extrémité inférieure de cet organe et reçoivent dans leur passage la bile, sécrétée par le foie *f*, un autre liquide sécrété par le pancréas *p*, et arrivent ainsi dans les intestins où les attend un autre liquide appelé *suc intestinal*. Une fois arrivés dans les intestins, les aliments se décomposent en deux parties : l'une qui contient tous les matériaux nécessaires pour entretenir la vie, c'est le *chyle*;

l'autre qui est inutile et est expulsée au dehors, ce sont les excréments.

Le chyle est absorbé par de petits tubes placés sur les parois des intestins et porté par ces tubes jusque dans les veines supérieures pour être mêlé avec le sang.

C'est ainsi que les aliments se changent en chyle

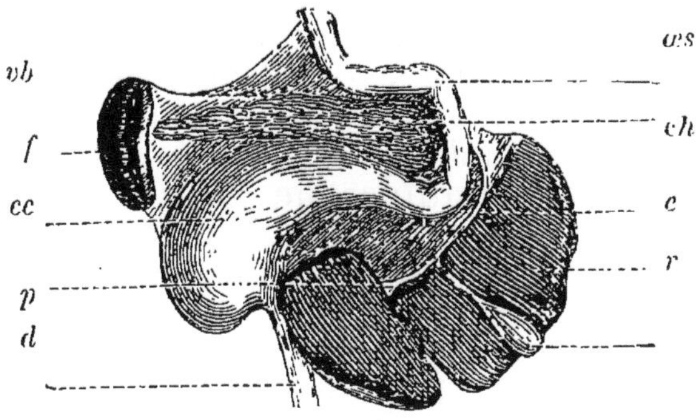

Fig. 6. *œs*, œsophage. — *f.* foie. — *vb.* vésicule biliaire. — *ch*, canal hépatique. — *cc.* canal cholédoque. — *p*, pancréas. — *e.* estomac. — *d.* duodénum. — *r.* rate.

d'abord et ensuite en sang ; c'est ainsi que les aliments entretiennent la vie.

MALADIES DES ORGANES DIGESTIFS. — HYGIÈNE.

Les maladies des organes digestifs sont assez fréquentes chez les ouvriers boulangers : ce sont surtout les dérangements d'estomac ou *embarras gastriques*. En général, l'embarras gastrique est causé par les changements de saison, mais surtout par une mauvaise alimentation, ou par des excès de nourriture ou de boisson. C'est dans l'automne que nous avons observé le plus d'embarras gastriques chez les ouvriers boulangers.

Les principaux signes de l'embarras gastrique sont la fétidité de l'haleine, des rapports aigres, un sentiment de gêne ou de pesanteur au creux de l'estomac, une langue sale, une saveur amère, pâteuse, bilieuse dans la bouche, le dégoût pour les aliments, et souvent de la courbature et un peu de fièvre.

C'est une maladie peu grave, qui guérit à l'aide d'un vomitif ou d'un purgatif et de boissons amères, telles que l'infusion de petite centaurée.

Les ouvriers boulangers sont exposés aux *gastralgies*, aux douleurs nerveuses d'estomac, et c'est un peu leur faute. Leur travail rude les altère; s'ils ne veulent pas résister au besoin de boire et si, au lieu de boire peu, pour se désaltérer seulement, ils veulent éteindre tout à fait leur soif, ils introduisent alors une grande quantité de boissons dans leur estomac. Ces liquides ne trouvent pas d'aliments solides pour se mélanger avec eux, irritent les parois de l'estomac, et comme il existe de petits filets nerveux dans ces parois, l'irritation se communique à ces filets nerveux et il en résulte une maladie nerveuse de l'estomac, qu'on appelle *gastralgie;* elle prend aussi le nom de *dyspepsie*, surtout quand la digestion en reste troublée, quand les aliments ne passent pas facilement de l'estomac dans l'intestin, quand ils y occasionnent de la pesanteur, de la gêne, des gaz.

Il est donc très-mauvais de boire beaucoup pendant le travail de nuit. La meilleure boisson consisterait en café noir, pas très-fort, froid ou tiède, additionné ou non d'un peu de bonne eau-de-vie et peu sucré. Le café est très-fortifiant et nourrissant : quelques bouchées de pain pourraient être prises ensuite. Le bouillon froid et dégraissé constituerait aussi une excellente boisson.

Après une nuit de travail pénible, l'ouvrier boulanger reçoit un pain d'un kilogramme et une petite mesure de vin blanc. Quelques-uns quittent le fournil pour aller chez le marchand de vin y boire leur vin blanc et, ce qui est pis encore, pour y boire de l'eau-de-vie, sous prétexte de réparer leurs forces. Le cognac, quand il est de bonne qualité et quand il est pris en très-petite quantité, *après* le repas, n'est pas une mauvaise boisson pour les gens qui travaillent; il facilite la digestion. Mais le prétendu cognac des marchands de vin est souvent une boisson frelatée, de mauvaise qualité et toujours nuisible. Il ne faut jamais introduire de boissons alcooliques dans l'estomac *vide.* Ces substances sont absorbées immédiatement et non-seulement sont mauvaises pour le présent, mais elles finissent par troubler les digestions, par rendre l'estomac paresseux, par le dégoûter des aliments et, quand on a pris une fois la déplorable habitude de boire, on s'expose à une foule de maladies.

Les *diarrhées*, les *dyssenteries* ne sont pas plus fréquentes chez les ouvriers boulangers que dans les autres corporations ouvrières.

ALIMENTATION DE L'OUVRIER BOULANGER.

On ne vit pas de ce qu'on mange, mais de ce qu'on digère; il n'est donc pas nécessaire de manger beaucoup pour vivre, se bien porter, réparer des forces que l'ouvrier boulanger épuise vite dans un travail pénible. Mais il est nécessaire que la nourriture soit de bonne qualité, suffisamment réparatrice et de facile digestion.

Si la peau, les muscles ne se réparaient pas, ils s'useraient. Mais cette réparation est évidente et elle ne peut se faire que par le liquide qui parcourt tout le corps, la peau aussi bien que les muscles et que les os; et ce liquide est le *sang* qui est porté par tout le corps dans de petits tuyaux qui sont les artères.

Pour que le sang porte aux muscles et aux os les matériaux qui conviennent à leur réparation, il faut qu'il les contienne lui-même et qu'il les prenne quelque part. Il ne peut les prendre que dans les aliments et dans les boissons, et la *digestion* a pour effet de préparer le changement des aliments en chyle d'abord, puis en sang, puis en chair et en os.

Faisons un calcul pour la boisson.

En moyenne, l'homme perd, par les sueurs, les

urines et la vapeur qui s'exhale des poumons environ 2 500 grammes d'eau en 24 heures. Il faut qu'il rentre dans le corps une quantité à peu près égale de liquide. Ceux qui transpirent davantage ont plus soif, parce qu'ils perdent plus d'eau. C'est ce qui explique l'altération de beaucoup d'ouvriers boulangers. Il faut donc que l'homme introduise en moyenne 2 500 grammes de liquide en 24 heures dans son estomac, et c'est le besoin de rétablir cet équilibre qu'on appelle la *soif*.

Il ne faut donc boire que lorsqu'on éprouve ce besoin réel de réparer la déperdition de liquide et non pas *boire sans soif*, ce qui est non-seulement inutile, mais encore nuisible. On est plus altéré pendant les fortes chaleurs, parce qu'on perd plus de liquide par la transpiration ; l'ouvrier boulanger est plus altéré dans son travail, parce qu'il perd également plus de liquide par les sueurs. Boire trop, c'est pousser à la transpiration, cause d'affaiblissement ; c'est aussi pousser aux urines.

De même qu'on a calculé la quantité de liquide qu'un homme perd en 24 heures et par conséquent celle qu'il doit ingérer, les chimistes et les physiologistes ont aussi calculé la quantité d'aliments qu'il convient de prendre en 24 heures.

Cette quantité est variable selon l'âge, le sexe, la taille, la constitution, les habitudes, la saison, le climat et la profession.

De tous les ouvriers, le boulanger est un de ceux qui dépensent le plus de forces dans un temps donné et sous une température élevée. Dépensant beaucoup de forces, il a besoin d'une compensation équivalente. Ce n'est pas la boisson qui donne des forces, mais c'est une alimentation convenable et suffisante.

On a calculé quelle devait être la ration du cavalier français : elle se compose de

Viande sans os.	285 gr.
Pain de munition	750
— blanc.	316
Légumes.	200

Ce serait une ration insuffisante pour un ouvrier boulanger, qui use plus de forces qu'un cavalier.

Mais la quantité ne suffit pas; il faut aussi la qualité, et tous les aliments n'ont pas les mêmes qualités ou propriétés nutritives. Ainsi les légumes ont moins de propriétés nutritives que la viande, que les œufs, que le beurre : ils nourrissent, mais moins; aussi faut-il manger beaucoup plus de légumes pour arriver à un résultat analogue. On dit habituellement qu'ils *ne tiennent pas à l'estomac*, c'est-à-dire qu'ils passent vite et nourrissent peu.

Des monceaux de salade, des assiettes de pommes de terre emplissent l'estomac, mais ne le réconfortent guère; aussi ceux qui ne mangeraient que ces aliments auraient plustôt faim que ceux qui mangent de la viande.

Le corps de l'homme est donc comme un livre de commerce divisé en *Recettes* et *Dépenses*. Il faut équilibrer cette sorte de budget et ne pas dépenser plus qu'on ne reçoit, si l'on ne veut se détériorer, ni recevoir plus qu'on ne dépense, si l'on ne veut acquérir un embonpoint exagéré.

Celui qui ne mangerait que des légumes pourrait tout aussi bien vivre que celui qui ne mangerait que de la viande; mais il devrait en consommer une quantité beaucoup plus considérable. Un pareil régime serait insuffisant pour un ouvrier boulanger.

Celui qui ne mangerait que de la viande résisterait mieux au travail et consommerait une quantité relativement moins considérable. Un régime exclusivement composé de viande est trop échauffant et expose aux maladies inflammatoires, bilieuses, aux embarras gastriques.

Si les embarras gastriques sont si fréquents chez les ouvriers boulangers, on ne peut l'attribuer qu'au mauvais régime.

Il faut à l'ouvrier boulanger un régime mixte, c'est-à-dire composé à la fois de viande et de légumes. Il lui faut de la viande de bonne qualité, cuite sur le gril ou rôtie avec un peu de sauce ; mais il ne faut pas que cette dernière prédomine, ce qui serait un vol commis au préjudice de l'estomac. La viande doit occuper le premier rang au nombre des substances alimentaires de l'ouvrier boulanger. Si, pour les autres corporations, la viande doit être prise en moindre quantité dans les saisons chaudes, il n'en est pas de même pour les ouvriers qui fabriquent le pain et dépensent la même force dans tous les temps, mais qui transpirent davantage l'été, ce qui est cause d'une déperdition plus considérable l'été que l'hiver.

Dans l'été, on se sent moins disposé à manger de la viande : il faut que l'ouvrier boulanger en mange quand même. Qu'il la mange froide, s'il le préfère, assaisonnée à l'huile et au vinaigre avec un peu de salade ou de cresson. Il se trouvera bien de faire suivre son repas d'une tasse de bon café. C'est au café que les ouvriers mineurs de Belgique doivent de pouvoir se contenter d'une alimentation moins riche que celle des prisonniers des maisons centrales : le café facilite la digestion, stimule, fortifie et nourrit : c'est la boisson qui permet le mieux de supporter les fatigues, la chaleur, la faim et la soif. On peut le boire chaud en hiver et froid en été.

Le repas du soir doit ressembler à celui du matin et doit même lui être supérieur, car l'ouvrier boulanger a besoin d'acquérir des forces pour le travail de la nuit et c'est après la première fournée qu'il ferait bien de boire sa tasse de café froid, peu sucré et additionné d'un peu de *bonne* eau-de-vie.

On divise les aliments en deux classes selon leur action sur l'homme :

1° Aliments qui nourrissent ;

2° Aliments qui donnent la chaleur.

1° Les aliments qui *nourrissent* le plus sont la les fèves, les haricots, les lentilles, viande, les pois écrasés afin de les séparer de leur enveloppe, les œufs, les fromages de gruyère, de brie, de roquefort.

Parmi les viandes, on préférera le mouton et le

bœuf, puis l'agneau, le veau : le porc est nourrissant, mais il est indigeste, lourd et échauffant. Viennent ensuite les volailles.

Le poisson est moins nourrissant que la viande. Les poissons de mer à chair rouge, comme le saumon, l'alose, le thon, le maquereau, sont plus nourrissants, que ceux à chair blanche, que les poissons plats, comme la sole, que les poissons de rivière.

2° Les aliments qui *donnent la chaleur* sont ceux qui contiennent le plus de graisse, tels que les huiles, le lard, le beurre. Les sauces grasses ou à l'huile sont meilleures l'hiver que l'été.

La pomme de terre, la carotte sont peu nourrissantes et donnent peu de chaleur.

L'alcool, l'eau-de-vie donnent beaucoup de chaleur, mais ne nourrissent pas.

Le vin donne moins de chaleur que l'eau-de-vie, mais est plus nourrissant à cause des substances qu'il contient et dont l'alcool est privé par la distillation.

La bière forte donne autant de chaleur que le vin, mais est plus nourrissante.

Il ne suffit pas de faire un bon choix d'aliments, il faut qu'ils soient digérés, il faut qu'ils *passent*, qu'ils ne déterminent à l'estomac ni pesanteur ni gonflement. Il ne faut pas que l'ouvrier boulanger mange trop vite; rien ne le presse. Il n'est pas bon de se mettre au lit immédiatement après le repas du matin, mais il est très-mauvais de quitter la table du dîner pour aller de suite au fournil : c'est ainsi qu'on digère mal et qu'on se fait un mauvais estomac. Il faut bien broyer les aliments avant de les avaler, boire du vin coupé avec égale quantité d'eau, assez fréquemment et à petites gorgées à la fois, pour mieux délayer les aliments quand ils sont arrivés dans l'estomac.

Que l'ouvrier boulanger n'oublie pas que chez lui, après les maladies des poumons, ce sont les maladies d'estomac qui sont les plus fréquentes. S'il n'est pas toujours maître de ses poumons, il peut être toujours de son estomac.

CHAPITRE IV

SÉCRÉTIONS

C'est le sang qui porte dans toutes les parties du corps la matière alimentaire sous forme liquide; c'est encore lui qui ramasse toutes les matières usées ou inutiles et les porte dans des organes appelés *sécréteurs*, qui sont de véritable canaux de dégorgement et qui ont pour mission de les chasser dehors.

De toutes les sécrétions, la plus importante pour les ouvriers boulangers est celle qui se fait par la peau.

Peau. — Si l'on examine la peau avec un microscope, (fig. 7), on la trouve composée de l'épiderme (*a*), qui est la couche externe; du derme (*a'b*) qui est la partie constituante; du tissu cellulaire (*c*) sur lequel repose le derme.

L'épiderme en général est très-mince, mais chez les gens qui travaillent beaucoup, sur les points exposés à des frottements fréquents ou à des compressions, l'épiderme prend une épaisseur considérable, ce qui constitue les *callosités* ou *durillons :* les ouvriers boulangers ont presque tous l'épiderme des genoux d'une remarquable dureté. Quand on se brûle, c'est l'épiderme qui est soulevé par la sérosité qui forme une *ampoule*.

C'est le derme qui est la partie constituante principale de la peau. Sur le derme même est une couche d'un tissu particulier, appelé *pigment* (a', qui donne à la peau sa coloration rosée ou brune. Chez les nègres, le pigment est noir et très-abondant.

Les poils naissent dans le derme, au fond de petites cavités, et dans leur voisinage sont des glandes contenant une matière grasse dont la propriété est d'empêcher les poils ou les cheveux de se dessécher et de casser. On les appelle *glandes sébacées*. Ce sont elles aussi qui humectent la peau et la rendent souple.

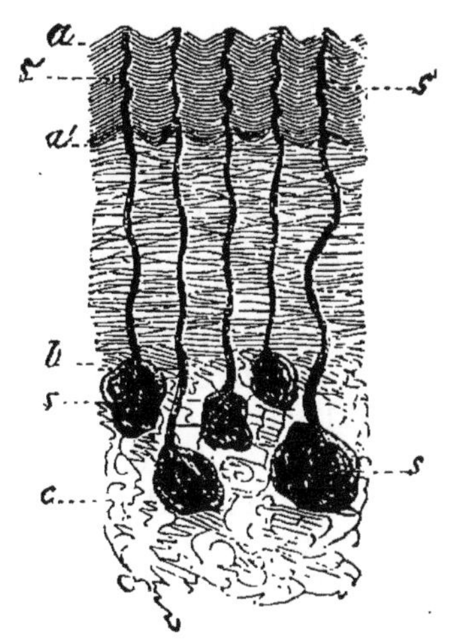

Fig. 7. — *a*. épiderme. — *a'*, pigment. — *a'b*. derme. — *c*. tissu cellulaire sous-cutané. — *s.s*. glandes de la sueur. — *s's'*. conduits sudorifères.

Lorsque sous l'influence du froid cette sécrétion s'arrête, la peau se gerce, se fendille, se *crevasse*. C'est de l'altération de cette sécrétion que résultent beaucoup de maladies de peau, fréquentes chez les ouvriers boulangers.

Sous le derme, dans le tissu cellulaire sous-cutané, se trouvent les glandes de la sueur (*ss*), appelées *glandes sudoripares*, qui communiquent à l'extérieur par des canaux ou conduits sudorifères (*s's'*).

Comme la peau est une des parties du corps où la sécrétion se trouve le plus en abondance et que c'est un des côtés par lesquels a lieu le débarras des matériaux inutiles ou nuisibles, il est donc essentiel que la peau fonctionne librement pour permettre l'évacuation facile de ces matériaux.

On comprend l'importance de cette fonction dévolue à la peau, et il ne faut que deux choses pour qu'elle s'exécute convenablement.

Ces deux choses sont : la *propreté* et des *vêtements appropriés*.

Quand la peau est sale, les ouvertures que présente l'épiderme pour la sortie de la sueur sont obstruées, la transpiration ne se fait pas ou se fait mal : la sortie de la matière sébacée est également empêchée. Cette sécrétion grasse, qu'on appelle la crasse, les poussières de charbon, de farine tendent à boucher ces petits conduits. Il en résulte de la pesanteur, un sentiment de gêne occasionné par les matériaux de mauvaise nature retenus dans la peau ; il en résulte aussi des maladies de peau, surtout les *eczémas*, si fréquents chez les boulangers.

S'il est une classe de travailleurs auxquels les soins de propreté sont indispensables, c'est celle des ouvriers boulangers. Les lotions du corps faites chaque matin, dans le fournil, après le travail de la nuit, devraient être considérées par eux comme obligatoires. L'eau chaude ne manque pas : il suffirait d'un baquet et d'une grosse éponge pour une lotion très-courte. L'ouvrier fatigué trouverait dans cette pratique journalière un grand soulagement pour le présent et éviterait quelques maladies pour l'avenir. Outre ces lotions, on ne saurait trop lui recommander l'usage des bains, chauds en hiver, froids en été. Il se trouverait bien d'ajouter au bain chaud 250 à 500 grammes de sous-carbonate de soude ou cristaux de soude, qui coûtent 10 à 20 centimes.

Parmi les autres maladies auxquelles les ouvriers boulangers sont le plus exposés, il faut citer le *rhumatisme*, qui occupe ou les articulations ou bien les muscles. Le rhumatisme est presque toujours le résultat de l'impression du froid, le corps ayant chaud. Le meilleur moyen de prévenir les rhumatismes réside dans l'usage de la flanelle.

Les *abcès*, les *phlegmons*, les *clous*, *furoncles* ou *anthrax* sont fréquents chez les boulangers. Les médecins de la Société ont donné des soins à 212 sociétaires affectés de cette maladie, qui réclame comme traitement des bains locaux, des cataplasmes et souvent l'intervention du bistouri.

93 sociétaires ont été affectés de *panaris*. Le panaris est une petite tumeur phlegmoneuse qui se développe sur les doigts de la main, quelquefois sur les orteils. Il peut être superficiel (*tourniole*); être situé plus profondément, comme l'anthrax ou le phlegmon, ou bien occuper la gaîne des tendons. Ce dernier est le plus grave et donne souvent lieu à des mortifications des os. Nous ne saurions trop recommander aux malades de s'adresser de suite aux médecins et de fuir tous les charlatans dont les onguents ont presque toujours amené la perte des os. Des cataplasmes émollients et l'incision avec le bistouri sont préférables à tous les onguents dits maturatifs, qui ne servent qu'à exploiter les malades.

Les ouvriers boulangers sont encore exposés aux *brûlures*. Quand l'épiderme n'est pas enlevé, on recouvrira la partie brûlée de compresses imbibées d'eau fraîche, renouvelées fréquemment; on emploiera également l'eau blanche, la pomme de terre rapée, le blanc d'œufs battus, l'amidon, etc. Il faut bien se garder d'enlever l'épiderme. S'il existe des ampoules, on les perce sans enlever la peau : il faut en général éviter le contact de l'air, qui est très-douloureux. A un degré plus avancé, il faut avoir recours au médecin.

Les *blessures* peuvent avoir lieu par des instruments piquants, tranchants ou contondants.

En fendant le bois, les ouvriers boulangers sont exposés à se piquer avec des fragments de bois, qui peuvent occasionner des panaris. Il faut faire saigner la piqûre, enlever le petit fragment de bois et plonger dans le bain la partie blessée ou la recouvrir de cataplasmes.

Si la blessure a été faite par un instrument *tranchant* et si elle est malpropre, on la lavera avec de l'eau fraîche, ou additionnée d'un peu d'eau-de-vie ou d'alcool, et on cherchera à arrêter l'écoulement du sang, en rapprochant les bords de la plaie avec un linge, avec des bandes, ou avec du diachylon ou du taffetas d'Angleterre. Si l'on n'a ni bandes ni compresses sous la main, on trouvera toujours un mouchoir ou une cravate pour envelopper et comprimer le membre. On aura le temps de faire demander le médecin.

Les *contusions* sont fréquentes et sont plus ou moins graves. On recouvrira la partie contuse avec des compresses imbibées d'eau blanche, d'eau-de-vie camphrée, de teinture d'arnica, d'eau de Cologne, d'eau salée ou vinaigrée.

Les *hernies* se produisent chez les ouvriers boulangers par suite des efforts qu'ils déploient dans la fabrication du pain. La seule recommandation que nous puissions faire est de les engager à porter des bandages, dès qu'une hernie tend à se produire. Parmi les sociétaires visités à leur entrée, 109 étaient porteurs de hernies.

Décès des membres sociétaires.

MOIS	1866	1867	1868	1869	1870	1871	1872	1873	
Janvier	4	1	4	6	6	8	1	»	30
Février	»	1	8	4	4	14	3	2	36
Mars.......	»	4	3	4	3	6	1	2	23
Avril	3	7	7	2	5	6	3	3	36
Mai........	»	5	4	1	8	2	1	2	23
Juin	»	1	2	1	4	4	1	»	13
Juillet	9	3	3	5	7	1	1	1	30
Août	6	1	3	1	5	»	1	»	17
Septembre .	4	1	1	1	3	1	2	1	14
Octobre....	2	2	3	2	6	»	2	4	21
Novembre ..	1	2	3	4	5	3	1	4	23
Décembre ..	5	4	5	5	9	2	3	1	34
TOTAUX...	34	32	46	36	65	47	20	20	300

Sceaux. — Imp. M. et P.-E. Charaire.

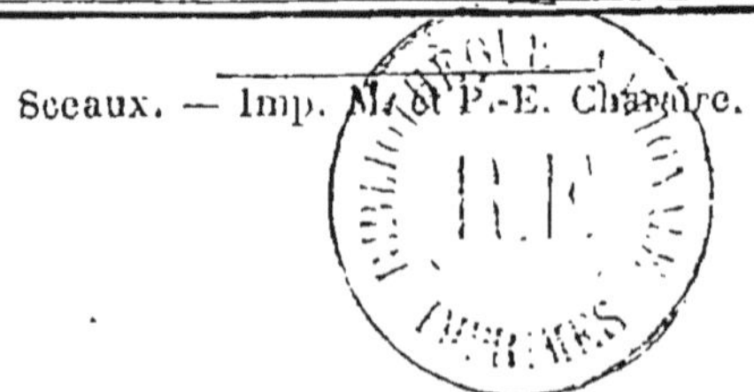

MÊME LIBRAIRIE

Encyclopédie d'Hygiène de la famille, par le docteur FONSSAGRIVES, professeur à la Faculté de médecine de Montpellier.

— *Entretiens familiers sur l'Hygiène*, in-12, br. . 3 50

— *Le même*, rel. en perc. anglaise. 4 30

— *La Maison*, études d'hygiène et de bien-être domestiques, in-12, br. 3 50

— *Le même*, rel. en perc. anglaise. 4 30

— *Le Rôle des mères dans les maladies des enfants*, ou ce qu'elles doivent savoir pour seconder le médecin, in-12, br. 3 50

— *Le même*, rel. en perc. anglaise. 4 30

— *L'Éducation physique des filles*, ou avis aux mères sur l'art de diriger leur santé et leur développement, in-12, br. 3 50

— *Le même*, rel. en perc. anglaise. 4 30

— *L'Éducation physique des garçons*, ou avis aux familles et aux instituteurs sur l'art de diriger leur santé et leur développement, in-12, br. 3 50

— *Le même*, relié en percaline anglaise 4 30

— *Livret maternel* pour prendre des notes sur la santé des enfants (sexe féminin), in-12, br. 1 25

— *Livret maternel* pour prendre des notes sur la santé des enfants (sexe masculin), in-12, br. 1 25

— *La Vaccine* devant la famille, in-12, br. . . . 1 25

— *Dictionnaire de la santé*. 1 fort vol. grand in-8° (*sous presse*) . . . . » »

Sceaux. — Imp M. et P.-E. Charaire.

www.ingramcontent.com/pod-product-compliance
Ingram Content Group UK Ltd.
Pitfield, Milton Keynes, MK11 3LW, UK
UKHW012118240726
13965UKWH00005B/1822

9 782013 043342